XVᵉ CONGRÈS FRANÇAIS
DE CHIRURGIE

I. — Cholécystite calculeuse.
II. — Double Kyste hématique de l'ovaire.

PAR

Le Dr Léon MAIRE

DE VICHY
CHIRURGIEN EN CHEF DE L'HÔTEL-DIEU

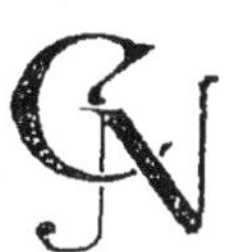

PARIS

C. NAUD, ÉDITEUR

3, RUE RACINE, 3

1903

XVᴱ CONGRÈS FRANÇAIS
DE CHIRURGIE

I. — Cholécystite calculeuse.

II. — Double Kyste hématique de l'ovaire.

PAR

Le Dʳ Léon MAIRE

DE VICHY

CHIRURGIEN EN CHEF DE L'HÔTEL-DIEU

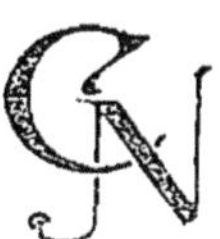

PARIS

C. NAUD, ÉDITEUR

3, RUE RACINE, 3

—

1903

I. — *Cholécystite calculeuse chez une femme de 66 ans, sans antécédents hépatiques. — Cholécystostomie. — Guérison. — Présentation du calcul. — Indications de la cholécystostomie.*

Observation. — L'observation que j'ai l'honneur de vous apporter est celle d'une femme de soixante-six ans, sans antécédents hépatiques et qui brusquement, en janvier dernier, a fait une crise violente, simulant une hernie étranglée, et qu'une cholécystostomie a guérie purement et simplement.

Le but de ma présence ici n'est pas de vous apporter un nouveau cas de cholécystostomie pour lithiase biliaire terminé heureusement. Cette opération, simple en général, donne quand elle est faite à propos une mortalité insignifiante. Mon intention est bien plutôt de vous donner à la suite de cette observation les indications de la cholécystostomie.

En janvier dernier je fus appelé par mon confrère et ami le D' Planche, de Châtèldon, à Saint-Priest-Bramefant auprès d'une femme qui depuis trente-six heures présentait une tumeur du volume du poing, saillant sur le bord externe du grand droit, à droite, au-dessous des côtes, et qui, depuis, ne cessait de pousser des cris. La malade, âgée de soixante-six ans, bien constituée, sans antécédents d'aucune sorte, sauf un accouchement normal à vingt-deux ans et une fièvre intermittente à vingt-cinq ans, était couchée dans son lit dans le décubitus latéral droit. La tumeur avait la forme d'une demi-sphère, les bords se perdaient dans la profondeur, le palper était d'ailleurs difficile par suite de l'exaspération des douleurs qu'il provoquait. Depuis trente-six heures pas de gaz, pas de selles, urines rares et foncées, température normale, pas de douleur d'épaule. Le siège de la tumeur et sa sensibilité me firent écarter le diagnostic de hernie anormale étranglée pour celui de calcul enclavé dans les voies biliaires.

Sur place, dans une de ces vastes pièces des habitations de paysans, qui servent de cuisine,

chambre à coucher, magasin de réserve et man-
quent toujours de clarté, je fis une laparotomie
latérale verticale et je tombai sur une vésicule
du volume des deux poings, mobile, dure et
tendue, sans bosselures ; je la fixai à la paroi
par une série de points en U ; fermeture du
péritoine et des couches musculaires ; incision
à la vésicule ; il s'écoule 3oo à 4oo grammes
de bile. Avec l'index droit j'explore le réservoir et tombe à gauche sur une masse
dure, ronde, de 2 centimètres de diamètre envi-
ron, mais un peu rugueuse, immobile, gluante
et impossible à attirer, même avec deux doigts,
qui était le calcul que je vous présente. Je le
saisis avec une pince de Museux et l'amenai.

Son examen et l'exploration consécutive me
montrèrent qu'il était enclavé dans le canal cystique. Vous le voyez d'ailleurs, messieurs, il
présente par parties égales deux colorations,
une rouge, celle qui, engagée dans le canal
cystique, le déchirait en se colorant par le sang,
une verte, celle qui plongeait dans le réservoir
biliaire.

Je terminai en suturant les lèvres de la vésicule à la peau et en fermant enfin l'incision
cutanée de la laparotomie.

Les suites furent simples ; deux mois après
la fistule se fermait spontanément.

Ce calcul qui pèse 27 *grammes* et mesure 24 *centimètres cubes,* serait-il passé seul ? je ne crois pas, car, après trente-six heures, il n'était pas encore complètement engagé.

Telle est, messieurs, l'observation que j'avais à vous communiquer.

Elle m'amène à vous donner ma règle de conduite dans la chirurgie de la lithiase biliaire. A l'encontre de quelques chirurgiens, je ne me précipite pas, le couteau à la main, sur toutes les vésicules soupçonnées de recéler des cailloux — mais je n'approuve pas non plus la conduite de la presqu'unanimité des médecins, qui laissent hurler pendant des jours entiers de pauvres diables qui ne peuvent expulser leurs calculs.

Voici donc les cas dans lesquels j'opère ; mon opération aboutissant presque toujours à une cholécystostomie.

1° J'opère quand *la crise hépatique dure depuis plus de vingt-quatre heures.* Je ne dis pas quand le malade a eu plusieurs crises en vingt-quatre heures, mais une crise unique, provoquant des douleurs comparables à la période d'expulsion dans les accouchements. L'observation précédente rentre dans ce cas. Il est en effet logique de supprimer la douleur, d'éviter la rupture des voies biliaires, et la péritonite que celle-ci

pourrait entraîner, de drainer un canal qui dé-
chiré en tous sens serait un champ de culture
tout préparé pour le colibacille.

2° J'opère lorsque le malade, bien qu'*ayant
suivi un traitement médical sérieux* et ayant fait
une ou plusieurs saisons de Vichy a des *crises
à répétition* survenant tous les deux ou trois
jours.

3° J'opère quand le malade est atteint *depuis
trois mois ou plus d'un ictère qui persiste même
pendant l'intervalle des crises,* quand ses matières
restent continuellement décolorées. Ce malade,
si on attend davantage, maigrit, perd ses forces
et arrive rapidement à un état où il ne peut plus
subir d'intervention.

Je vous signale ce fait, bien connu des médecins thermaux : un lithiasique qui ayant ses
matières uniformément décolorées présente un
jour une portion de ces matières, même minime,
avec une teinte jaune ou marron, faisant nette-
ment tache sur la pâte mastic qui constitue les
selles, a beaucoup de chances pour faire, dans
les jours qui suivent, une large évacuation de
bile avec matières colorées et rétablir ainsi la
perméabilité des voies biliaires.

Enfin un malade peut rarement vivre plus de
deux ans si le cours normal de la bile est complètement interrompu.

Pour cette catégorie de malades, il est important de faire doser les chlorures et l'urée avant d'intervenir, car le médecin aura souvent trop attendu pour vous passer son malade; celui-ci n'élimine plus suffisamment d'urée et ne pourra faire les frais d'une intervention.

4° J'opère et j'opère d'*urgence*, le malade qui *pendant ou après une crise* de lithiase biliaire, fait de *la fièvre chaque soir*. Souvent ce malade a 36°,5 le matin ; 40° le soir. Dans ce cas, pas de traitement médical, pas de calomel, de morphine, de quinine, opérez, opérez de suite, sinon votre malade a chance de mourir en quelques jours pendant que vous perdez des heures précieuses : il fait de l'infection suraiguë — drainez-le donc de suite, puisque c'est tout ce que vous pouvez faire.

5° J'opérerais enfin, bien que cela ne me soit pas arrivé, un malade porteur d'une fistule biliaire spontanée ancienne et ayant laissé un trajet indirect avec le réservoir biliaire.

Tels sont, messieurs, les cas où je crois l'intervention du chirurgien indispensable, donc indiscutable.

J'ajoute que l'intervention dans la lithiase biliaire n'est pas curative et que le traitement médical doit être commencé ou repris aussitôt que possible.

Pour me résumer et conclure, je dis :

La lithiase biliaire datant de moins de deux. ans guérit médicalement par la cure de Vichy.

La lithiase biliaire datant de plus de deux ans est presque toujours améliorée par la cure thermale renouvelée pendant un certain nombre d'années.

La lithiase biliaire est souvent justiciable de la chirurgie, dans les cas suivants :

1° Crise unique durant plus de vingt-quatre heures ;

2° Crises à répétition, non influencées par la cure thermale ;

3° Ictère persistant depuis trois mois ou plus ;

4° Crise accompagnée de fièvre vespérale ;

5° Fistule biliaire ancienne et vicieuse.

II. — *Double kyste hématique de l'ovaire.*

Je ne voudrai pas, messieurs, vous faire per-
dre votre temps, en vous contant l'histoire cli-
nique d'un classique kyste de l'ovaire. La ques-
tion est tellement connue qu'elle est devenue
banale et n'intéresse plus guère le chirurgien,
si ce n'est pour grossir sa statistique en y ajou-
tant un succès de plus.

Mais la femme dont je vais vous conter l'histoire a « fait en dix-neuf jours au plus, un kyste
de l'ovaire de $1^{kgr},900$ ». Or, je crois qu'une
évolution aussi rapide est sans exemple, ou tout
au moins très rare.

Elle a enfin présenté des accidents graves qui
ont amené la mort peu après sa sortie de mon

service, alors que les convalescences de laparotomies pour kyste de l'ovaire sont en général exemptes d'incidents.

J'ai donc pensé que le cas pouvait vous intéresser, et je vous résume l'observation.

Observation. — Mme G..., cinquante ans, ménagère.

A. H. — Père, soixante-douze ans, bien portant ; mère morte à trente-six ans d'une maladie de foie ; deux frères bien portants.

A. P. — Cinquante-deux ans ; variole à dix ans ; premières règles à douze ans toujours régulières et normales ; mariée à vingt-neuf ans : quatre enfants ; le 1er mort à vingt-quatre ans de « chaud et froid » (?). Le 2e bien portant ; le 3e mort à dix-sept ans de typhoïde avec hémorragies intestinales ; le 4e mort à deux ans d'hémiplégie consécutive à la vaccination (?)

Maladie actuelle. — Dernières règles le 2 mai 1902. Quinze jours après le ventre se met à grossir, et il survient de l'œdème des jambes ; dès lors, la malade doit garder le lit.

Elle est soignée médicalement à domicile pour un cancer utérin, elle entre dans mon service le 7 juillet, deux mois après le début des accidents. Les règles n'ont pas reparu.

A l'inspection on trouve une malade pâle,

présentant de la dyspnée, de l'œdème des jambes et un ventre volumineux mais étalé.

La palpation donne une sensation de résistance légère en tous points ; mais rien de localisé, rien de précis.

La percussion dénote une matité en croissant ne dépassant pas l'ombilic sur la ligne médiane, et remontant sur les côtés jusqu'à la partie supérieure de la cavité abdominale. La sonorité se déplace lorsque la malade se couche sur le côté.

Au toucher, on reconnait bien le col utérin abaissé, mais à travers les culs-de-sac tous fluctuants on ne sent pas le corps de la matrice.

Pas de. sucre, pas d'albumine, température 37,5.

Ceci se passait le 7 juillet.

Le 9 apparait de l'ictère généralisé. Les urines prennent une teinte acajou, les selles deviennent mastic.

Je diagnostique de l'ascite sans en préciser la cause, et vu la gène respiratoire, je fais une ponction latérale le 11. J'attendais une dizaine de litres de liquide ; il en sort un litre et demi de deux couleurs, suivant que j'enfonce plus ou moins le trocart, rouge noir ou jaune vert.

Le ventre, vous le pensez bien, s'affaisse pe

mais la dyspnée cesse de suite, et la malade se sent mieux.

Je cherchais toujours à établir un diagnostic quand le 15, la dyspnée réapparue depuis deux jours, devient inquiétante, et je fais une nouvelle ponction. Il s'écoule un demi-litre de liquide jaune vert, mais celui-ci écoulé, je sens en imprimant des petits mouvements de va-et-vient à mon trocart que je bute contre un corps solide, moins dur qu'un fibrome, donnant plutôt la sensation d'un bloc de gélatine. Dès lors, il n'y avait plus d'hésitation à avoir, deux jours après, le 17, je fis dans la position déclive une laparotomie médiane, et après écoulement de deux à trois litres de liquide ascitique verdâtre, je tombai sur un kyste de l'ovaire droit, noirâtre, bosselé. Les doigts qui énucléent le kyste hors de l'abdomen crèvent quelques-unes de ces bosselures. Il s'en échappe du sang rouge, mais la petite poche vidée l'écoulement s'arrête. La trompe est saine. Deux clamps, section aux ciseaux, ligatures à la soie, cautérisation du pédicule au thermocautère.

Je vérifie l'utérus, il contient un fibrome du volume du poing que je laisse en place. Mais, sachant combien sont fréquents les kystes des deux ovaires, j'appelle votre attention sur ce point, messieurs, je sors l'autre ovaire sur les champs opératoires. Il est sain, de volume normal, un peu petit même, et dur. Je le laisse donc et ferme l'abdomen en laissant un drain en verre à la partie inférieure de la plaie.

Les suites opératoires furent normales, la dyspnée disparaît, la température tombe le soir même au-dessous de 37°, le ventre est plat, mais l'ictère persiste avec des démangeaisons, les urines acajou et les selles mastic.

Le kyste enlevé pesait $2^{kgr},450$; il était formé de quantité de cavités du volume d'une noisette ou d'une noix remplies de sang ; ce sang était rouge dans les cavités de la périphérie, noir dans celles du centre.

Ceci se passait le 17 juillet; le 1er août, le ventre était redevenu gros, la matité était identiquement la même, la dyspnée redevenue inquiétante. L'idée me vint qu'il s'était simplement reformé de l'ascite, laquelle ne pouvait s'échapper par le drain par suite d'adhérences. Je ponctionne, mais ne retire qu'un litre de liquide sanguinolant.

Les accidents continuent, la malade s'affaiblit, le facies se grippe ; aussi le 5 août, dix-neuf jours après la première, je dois faire une seconde laparotomie à 3 ou 4 centimètres à gauche de la précédente.

Il s'écoule quatre à cinq litres de liquide aca-

jou, plus rouge que lors de la précédente intervention, et je tombe sur un kyste de l'ovaire gauche aux parois noirâtres, brillantes, fissurées, les
fissures laissent voir des caillots noirs. Ce kyste
est adhérent au péritoine pariétal, aux anses intestinales, à tous les organes voisins. Les adhérences cèdent sous le doigt, la trompe est saine.
Deux clamps, sections aux ciseaux, ligatures à la
soie, cautérisation du pédicule au thermocautère.

Je vérifie ma précédente intervention, tout
est normal de ce côté. Fermeture de la paroi à
trois étages, un drain en verre à la partie inférieure de la plaie. Ce second kyste, en tout
semblable au premier, pesait $1^{kgr},900$.

Dès la fin de l'opération, la malade respire
mieux. Le lendemain, la teinte citron de la peau
devient paille ; les urines s'éclaircissent, mais
les selles restent mastic.

La malade sort guérie de ces interventions le
31 août. Sur les conseils du Dr Nivière, de Vichy,
je l'avais mise au régime lacté absolu, à cause
de son ictère, et avais décidé qu'elle entrerait
à l'hôpital thermal faire une saison de Vichy.

Mais, une fois chez elle, la malade très altérée
boit du vin tant et plus, mange de tout, salaisons
et fruits verts ; enfin elle meurt le 7 septembre.

Vous le voyez, messieurs, mon observation
montre avec quelle rapidité peuvent se former

les kystes multiloculaires de l'ovaire à contenus sanguins.

Quant à la malade elle-même je regrette d'avoir escompté la cure thermale, il aurait mieux valu, au cours d'une des laparotomies, pousser l'incision suffisamment haut pour inspecter les voies biliaires.

CHARTRES. — IMPRIMERIE DURAND, RUE FULBERT

CHARTRES. — IMPRIMERIE DURAND, RUE FULBERT

9 782019 291235